Bibliografische Information der Deutschen Nationalbibliothek:

Die Deutsche Bibliothek verzeichnet diese Publikation in der Deutschen National-
bibliografie; detaillierte bibliografische Daten sind im Internet über http://dnb.d-
nb.de/ abrufbar.

Impressum:

Copyright © 2016 GRIN Verlag
Druck und Bindung: Books on Demand GmbH, Norderstedt Germany
ISBN: 9783668355576

Veronika Siegrist

Gewalt in der ambulanten Pflege. Bedeutung, Formen und Interventionsmöglichkeiten

GRIN Verlag

TU Dortmund

SS 2016

Seminar: Pflege und Pflegepolitik

<u>Gewalt in der ambulanten Pflege</u>

Bedeutung, Formen und Interventionsmöglichkeiten

Veronika Siegrist

Abgabe: 30.09.2016

Inhaltsverzeichnis

1   Einleitung

Die vorliegende Arbeit befasst sich mit der Gewalt in der ambulanten Pflege.

Im zweiten Kapitel werden aktuelle Zahlen von Gewalt in der ambulanten Pflege benannt. Es wird zwischen der Bedeutung von Aggression und Gewalt unterschieden. Das dritte Kapitel befasst sich mit den Auslösern von Aggression und Gewalt. Hier werden einige konkrete Beispiele aufgeführt.

Besondere Bedeutung kommt den unterschiedlichen Gewaltformen gegenüber alten Menschen und dem Pflegepersonal von ambulanten Pflegediensten zu. In Kapitel vier werden alte Menschen und Pflegepersonal in der Opferrolle beschrieben und unterschiedliche Gewaltformen anhand von Beispielen aufgezeigt und erläutert. Schließlich werden die einzelnen Aspekte zusammengefasst und mögliche Straftatbestände erläutert.

Kapitel fünf bietet Lösungen zur Vermeidung von Aggression und Gewalt in der ambulanten Pflege. Es werden ausgewählte Interventionsmöglichkeiten aufgeführt und beschrieben.

Abschließend wird noch einmal darüber diskutiert, wie wichtig das Thema „Gewalt in der Pflege" für unsere Gesellschaft ist.

2   Bedeutung von Aggression und Gewalt

2.1   Aktuelle Zahlen

Die Belastungen von pflegenden Angehörigen nehmen zu. Um weiterhin für den Pflegebedürftigen die häusliche Pflege sicherzustellen, wird in vielen Familien über sogenannte Pflegearrangements diskutiert. Ein Pflegearrangement könnte zum Beispiel die Kombinationspflege sein. Hierbei wird die häusliche Pflege weiterhin durch den pflegenden Angehörigen durchgeführt in Kombination mit einem professionellen ambulanten Pflegedienst. Aufgrund der Intensität der Pflege und der Gewährleistung der Vereinbarkeit von Pflege und Beruf, nehmen immer mehr pflegende Angehörige dieses Pflegearrangement in Anspruch. Im Jahr 2013 wurden bundesweit rund 616.000 Pflegebedürftige durch einen ambulanten Pflegedienst im häuslichen Umfeld versorgt (vgl. Statistisches Bundesamt 2013: 7). Die dauerhafte Pflege setzt sowohl Pflegepersonal als auch den pflegenden Angehörigen physischer und psychischer Belastungen aus. Diese können zu Erschöpfung, Überforderung bis hin zur Depression führen. Auch die Pflegebedürftigen selbst bleiben hiervon nicht unberührt. Wissenschaftliche Untersuchungen zeigen, dass Pflegebedürftige am Pflegepersonal oft Gewalt ausüben. Eine Befragung aus dem Jahr 2010 zeigt, dass insgesamt 47,6% der pflegenden Angehörigen in den letzten 12 Monaten psychischen Misshandlungen ausgesetzt wurden. 19,4% des Pflegepersonals übte demnach psychische Gewalt an einem pflegebedürftigen Menschen aus. Gewalt in der häuslichen Pflege ist durch stetige Überforderung und Überlastung keine Seltenheit und kein Tabuthema mehr (vgl. Görgen 2010: 465-481).

Die nachfolgenden Schätzungen für Europa wurden aus mehreren Studien zum Thema „Gewalt gegen ältere Menschen" zusammengestellt und in einem WHO-Bericht (*European report on preventing elder maltreatment*) von 2011 veröffentlicht (vgl. WHO 2011: 5-35):

Gewalterfahrungen von Menschen über 60 Jahren	
Körperliche Gewalt	2,7%
Sexuelle Gewalt	0,7%
Psychische Gewalt	19,4%
Finanzielle Ausbeutung	3,8%

Gewalterfahrungen von Pflegepersonal in der ambulanten Pflege	
Verbale Angriffe	71%
Körperliche Angriffe	40%

2.2 Unterschied zwischen Aggression und Gewalt

Eine eindeutige Definition von Aggression scheint es in der Literatur nicht zu geben. Der Autor Nolting beschreibt die Aggression als ein „*hypothetisches Konstrukt*", welches von jeder einzelnen Person selbst definiert werden soll. Jeder Mensch kann eine Aggression unterschiedlich empfinden (vgl. Nolting 2002: 76). Der Autor Zillmann definiert Aggression demnach, dass eine handelnde Person versucht, anderen Personen in seinem Umfeld einen körperlichen Schaden oder einen psychischen

Schmerz zuzufügen. Nach diesen beiden Auffassungen kann man davon ausgehen, dass die Definition eine reine Interpretation jedes Einzelnen ist. Eine Aggression wird als zwischenmenschliches Phänomen dargestellt. Ohne soziale Interaktionen gäbe es keine Aggressionen (vgl. Zillmann 1979: 53-59).

Gewalt und Pflege sind nun zwei unterschiedliche Konstellationen. Gewalt meint hier nicht nur einen körperlichen Zwang, sondern auch verbales, aggressives und demütiges Verhalten, eine pflegerische Vernachlässigung oder Eigentums- und Vermögensdelikte gegenüber älteren Menschen. International wird dies als *„elder abuse and neglect"* oder *„elder mistreatment"* bezeichnet. Die britische Organisation Action on Elder Abuse (AEA) definiert „elder abuse" *„als einmalige oder wiederholte Handlung, beispielsweise Unterlassung einer angemessenen Handlung, die sich in einer Beziehung ereignet, in der eine Vertrauenserwartung besteht, und dem älteren Menschen Schaden zufügt oder Leiden verursacht."* (Görgen 2011: 12). In der Regel werden hierunter folgende Formen zusammengefasst (vgl. Görgen: 12-15):

- Körperliche und psychische Misshandlungen (auch verbale Aggressionen)
- Pflegerische Vernachlässigung gegenüber dem Pflegebedürftigen
- Emotionale sowie psychosoziale Vernachlässigung
- Finanzielle Ausbeutung
- Einschränkungen in den Bereichen der Freiheit sowie der Handlungs- und Entscheidungsautonomie

In diesem Zusammenhang ist erkennbar, dass sich die beiden Begriffe Aggression und Gewalt nur sehr schwer voneinander trennen beziehungsweise ableiten lassen. Aggression und Gewalt entstehen meist aus verschiedenen Faktoren, welche mit den Belastungen des Pflegepersonals einhergehen können. Häufen sich diese Faktoren wird die eigene Belastungsgrenze überschritten und ein Wegfall der Hemmschwelle ist gegeben (vgl. Hirsch 2014: 5-9).

3   Auslöser von Aggression und Gewalt

Die Pflege eines Pflegebedürftigen stellt eine sehr verantwortungsvolle, fordernde und belastende Aufgabe dar. Die Auslöser von Aggression und Gewalt können demnach sehr vielseitig sein. Eine Befragung von Rabold und Görgen aus dem Jahr

2007 zeigte, dass folgende Faktoren zu einer Erhöhung der Gewaltbereitschaft bei Pflegekräften gegenüber dem Pflegebedürftigen führten (vgl. Görgen 2011: 14):

> Psychische, physische oder sexuelle Übergriffe durch den Pflegebedürftigen.

> Alkohol als Nutzenmittel, um den Belastungen standzuhalten.

> Eine regelmäßige hohe Anzahl an Versorgung von Demenzkranken.

> Individuelle Belastungsfaktoren, wie zum Beispiel berufliche oder private Probleme.

> Eine stetige Überlastung aufgrund von Zeitdruck und Schlafdefiziten.

> Finanzielle, soziale oder gesundheitliche Probleme.

Laut einem Bericht der WHO aus dem Jahr 2011 sind folgende Risikofaktoren ausschlaggebend für Gewalt:

> Demenzielle Erkrankungen

> Soziale Isolation des Opfers/Vereinsamung

> Psychische Störungen

> Alkoholmissbrauch

Diese Ergebnisse decken sich mit den Ergebnissen aus der Studie von Rabold und Görgen. Weitere Studien müssten durchgeführt werden, um auch die Bedeutung von anderen Risikofaktoren einschätzen zu können (vgl. WHO 2011: 47-86).

4 Gewaltformen - Alte Menschen und Pflegepersonal in der Opferrolle

4.1 Direkte, strukturelle und kulturelle Gewalt

Es werden drei Formen der Gewalt unterschieden, die meist gemeinsam auftreten können:

1. Direkte Gewalt
2. Strukturelle Gewalt
3. Kulturelle Gewalt

Die direkte Gewalt wird auch als personale Gewalt bezeichnet und wird durch die Täterschaft und den eigentlichen Gewaltakt sichtbar. Die personale Gewalt kann durch Drohungen, sexuelle Belästigungen, Folterungen und Zufügen von Verletzungen in Erscheinung treten. Die strukturelle Gewalt ist eine integrierte Gewaltform in der Sozialstruktur der Gesellschaft. Diese kann sich in ungleichen Machtverhältnissen sowie der Einschränkung von materiellen und ideellen Ressourcen äußern. Sie wird auch als indirekte Gewalt bezeichnet. Die kulturelle Gewalt legitimiert und provoziert die personale sowie die indirekte Gewalt und wird in der Gesellschaft eher als soziale und gesellschaftliche Gewalt bezeichnet (vgl. König 2004: 220-229).

Im nachfolgenden Kapitel werden unterschiedliche Gewaltformen gegen pflegebedürftige Menschen in der ambulanten Pflege und deren Erscheinungsbilder aufgezeigt.

4.2 Formen der Gewalt und Erscheinungsbilder bei alten Menschen

Gewalt gegenüber pflegebedürftigen älteren Menschen kann sich in unterschiedlichen Formen und Arten äußern. Gerade im Bereich der ambulanten Pflege werden diese Erscheinungsbilder nicht immer wahrgenommen, da die Betroffenen meist alleinlebend sind, verwitwet oder geschieden, keine Familienangehörigen haben oder diese auswärts leben. Folgende Gewaltformen können auf verschiedene Art und Weise auftreten (vgl. Schneider 2000: 137-170):

(1) Physische Gewalt am Pflegebedürftigen

- Handgreiflichkeiten in Form von Schlagen, Schubsen, Kneifen oder Ohrfeigen. Meist wird an den Körperstellen gekniffen oder geschlagen, die nicht direkt sichtbar sind. Somit sind blaue Flecken oder Wunden nicht direkt sichtbar.
- Dem Pflegebedürftigen werden falsche Medikamente verabreicht, die eventuell zu Durchfällen oder Übelkeit führen können. In den schlimmsten Fällen können Medikamente auch überdosiert werden. Ohne Einwilligung des Pflegebedürftigen können Beruhigungsmittel oder auch Psychopharmaka eingesetzt werden.
- Pflegepersonen können Pflegebedürftige auch fixieren und sie bei einer eventuellen Bettlägerigkeit nicht mobilisieren. Dies kann zu einem Dekubitus führen und somit zu einer körperlichen Beeinträchtigung.
- Gegen den Willen des Pflegebedürftigen kann durch die Pflegeperson eine künstliche Ernährung stattfinden.

<u>**(2) Psychische und emotionale Gewalt**</u>

- Verbale Gewalt und Androhungen durch Beleidigungen oder auch durch Bedrängen und Einschüchtern. <u>Beispiel:</u> *„Sie sind krank und alt. Halten Sie Ihren Mund. Sie haben nichts zu sagen."*
- Dem Pflegebedürftigen werden Befehle erteilt oder sie werden durch Aussagen der Pflegeperson erpresst. <u>Beispiel:</u> *„Wenn Sie das jetzt nicht aufessen, dann werde ich Ihnen morgen kein Essen mehr zubereiten." „Sie haben das zu tun, was ich Ihnen sage. Ansonsten werde ich morgen nicht zur Pflege erscheinen."*
- Den Pflegebedürftigen werden Sicherheit und Gefühle verweigert. Die Pflegepersonen gehen hierbei auf Distanz und lassen Emotionen nicht zu. <u>Beispiel:</u> *Ein Pflegebedürftiger möchte gerne umarmt werden oder die Hand der Pflegeperson anfassen. Diese wehrt die Handlungen ab und verweigert dem Pflegebedürftigen jeglichen emotionalen Kontakt.*
- Sterbende Menschen werden unsensibel behandelt und in ihrer Gegenwart wird von dem Tod gesprochen.

<u>**(3) Finanzielle Gewalt**</u>

- Hier wird der Betroffene meist zu Geldgaben, Geldgeschenken oder zu Testamentsänderungen gezwungen. Dies kann sich in Form von Erpressungen und Drohungen äußern. Beispiel: *„Sie geben mir jetzt sofort 50,00 Euro, ansonsten werde ich Sie nicht waschen und Sie können in Ihrem Bett liegen bleiben." „Sie werden mich in Ihrem Testament berücksichtigen, ansonsten werde ich Ihren Kindern sagen, was für ein boshafter Mensch Sie sind."*

<u>**(4) Passive und aktive Vernachlässigung des Pflegebedürftigen**</u>

- Nahrung, Kleidung und Hygiene werden dem Betroffenen vorenthalten. Die Essenszufuhr wird verweigert, ebenso wie Toilettengänge oder das Unterlassen von Hilfestellungen. <u>Beispiel:</u> *Die Kleidung des Pflegebedürftigen wird nach einer Woche nicht gewechselt. Ebenso wird der Betroffene nicht gewaschen. Bei einem Sturz wird auf ärztliche Hilfe verzichtet.*

- Pflegebedürftige werden in ihren eigenen Ausscheidungen liegengelassen und Pflegetechniken werden nicht oder nicht korrekt angewendet. <u>Beispiel:</u> *Person A wird im eigenen Kot liegengelassen. Der Blasenkatheter wird nicht gereinigt und gewechselt.*

(5) Strukturelle Gewalt (tritt überwiegend in stationären Einrichtungen auf)

- Es gibt feste Essenszeiten sowie strukturierte Zeitpläne. Diese werden auch nicht durchbrochen, wenn der Pflegebedürftige seinen Hunger äußert. Die Tagesabläufe werden nicht an die Gewohnheiten des Bewohners orientiert.
- Es gibt festgelegte Besuchszeiten sowie einen festen Schlaf-, Weck- und Essensrhythmus. Auf die Privatsphäre eines Bewohners wird keine Rücksicht genommen. Verbote werden wiederholt ausgesprochen. <u>Beispiel:</u> *Bewohner B bekommt Besuch. Dem Besuch wird mitgeteilt, dass er zu einer anderen Zeit wiederkommen möchte. Bewohner C kann sich noch selbstständig pflegen. Bei der morgendlichen Dusche kommt das Personal ohne anzuklopfen ins Badezimmer und überrascht den Bewohner.*

(6) Freiheitsberaubung/Einschränkungen der freien Willensäußerung

- Der Pflegebedürftige wird eingesperrt. Die Türen werden abgeschlossen, so dass er sein häusliches Umfeld nicht verlassen kann. Er wird somit von der Außenwelt isoliert.
- In der Ausübung seiner freien Meinungsäußerung und der Zivilrechte wird der Betroffene behindert. <u>Beispiel:</u> *Der Pflegebedürftige äußert sich über eine schlechte Versorgung durch die Pflegeperson. Die Pflegeperson verbietet ihm den Mund. Drohungen oder Erpressungen werden geäußert.*

4.3   Formen der Gewalt und Erscheinungsbilder beim Pflegepersonal

Schaut man sich die Literatur an, dann stellt man fest, dass meist Pflegende als Täter dargestellt werden, und kaum als Opfer von Gewalt. Aber auch Pflegebedürftige können psychische Gewalt gegen das Pflegepersonal äußern. Dies kann in Form von Anschreien, Beleidigen, Beschimpfen, absichtliches Einnässen und Einkoten oder das Beschmutzen von Wäsche und Räumen geschehen. Die nachfolgenden Gewaltformen und deren Erscheinungsbilder gegen das Pflegepersonal zeigen, dass auch diesem Aspekt eine besondere Erwähnung zugutekommen sollte (vgl. Richter & Berger 2000: 357-368):

(1) Psychische und emotionale Gewalt gegenüber der Pflegeperson

- Die Pflegeperson wird direkt angeschrien, beleidigt oder beschimpft. Meist ohne einen Grund oder erkennbaren Anlass. Durchzuführende Pflegemaßnahmen werden stets verweigert. Dies kann sich durch trotziges oder zorniges Verhalten äußern sowie durch anhaltendes und ständiges Schreien. Der Pflegebedürftige nässt oder kotet sich absichtlich ein und beschmutzt damit die Wäsche, Gegenstände oder Räume. Es werden Anklagen und Vorwürfe gegen die Pflegeperson erhoben und durch ungerechtfertigte Beschwerden bei den Angehörigen verbreitet. Das Pflegepersonal wird gegeneinander aufgehetzt oder ausgespielt. <u>Beispiel:</u> *Frau XY möchte nicht durch den ambulanten Pflegedienst betreut werden. Sobald eine Pflegeperson den Raum betritt fängt sie an zu schreien und wirft mit Gegenständen um sich. Sie erzählt ihrer Tochter, dass das Pflegepersonal sie nicht waschen würde, obwohl dies nicht stimmt.*

(2) Physische Gewalt

- Pflegebedürftige beißen, kratzen, zwicken, bespucken oder treten das Pflegepersonal. Sie schlagen mit den Händen oder mit Gegenständen um sich und beschädigen somit auch ihr eigenes Mobiliar. <u>Beispiel:</u> *Herr W möchte nicht geduscht werden und zieht der Pflegeperson an den Haaren. Er wirft mit dem Shampoo um sich und bespuckt die Pflegeperson.*

(3) Sexuelle Belästigung bei Ausübung der Pflegetätigkeit

- Das Pflegepersonal wird verbal durch den Pflegebedürftigen belästigt. Es findet ein direkter körperlicher Kontakt statt. Der Betroffene wird durch sexuelle Gesten verunsichert. <u>Beispiel:</u> *Die Pflegeperson möchte Herrn H die Strümpfe anziehen und beugt sich über ihn. Daraufhin fasst Herr H ihr an den Po und meint: „Sie haben aber einen schönen Knackarsch."*

Wie die Ausführungen erkennen lassen, sind meist Pflegebedürftige in der Opferrolle. Die allgemeine Dunkelziffer beim Pflegepersonal scheint hoch zu sein. Gewalt in der ambulanten Pflege ist kein Einzelfall mehr. Der Pflegende und der Gepflegte nimmt hier sowohl einerseits die Opferrolle als auch andererseits die Täterrolle ein. Die Klassifizierung der unterschiedlichen Gewaltformen ähnelt sich sehr stark. Wichtig zu erwähnen ist hierbei, dass weitere empirische Untersuchungen durchgeführt werden müssten, um den Aspekt der Gewalt in den Pflegebeziehungen differenzierter und mehrdimensional betrachten zu können. Wenn dies erfolgt, können Präventions- und Interventionsmöglichkeiten entwickelt und ausgebaut werden.

4.4   Zusammenfassung

Gewalt kann viele Formen haben. Die häufigste Form ist die physische und die psychische Gewalt. Die psychische Gewalt ist am unauffälligsten und äußert sich meist durch Beschimpfungen, Beleidigungen oder Drohungen. Die physische Gewalt ist auffällig, da tätliche Angriffe und Übergriffe meist für Dritte erkennbar sind. Auch Vernachlässigung, Misshandlung und freiheitsentziehende Maßnahmen zählen zu den Formen von Gewalt. Oft ist den Betroffenen gar nicht bewusst, dass ihre Handlungen in den meisten Fällen einen Straftatbestand erfüllen und diese mit einer Freiheitsstrafe oder Geldstrafe verbunden sein kann. Mögliche Straftatbestände könnten hier sein (vgl. Verbraucherzentrale Hamburg 2012: 6-13):

- ✓ **Beleidigung:** Freiheitsstrafe bis zu 2 Jahre.
- ✓ **Nötigung, Körperverletzung, Unterschlagung und Diebstahl:** Freiheitsstrafe bis zu 5 Jahre.
- ✓ **Freiheitsberaubung, Misshandlung von Schutzbefohlenen und Betrug:** Freiheitsstrafe bis zu 10 Jahre.

Beispiel für eine mögliche Beleidigung und Körperverletzung:

Frau U wird durch einen ambulanten Pflegedienst im häuslichen Umfeld versorgt. Die Pflegekraft S hat einen anstrengenden Tag hinter sich und bittet Frau U sich selbst das Gesicht zu waschen. Frau U möchte das nicht alleine machen und beschimpft die Pflegekraft S: „Sie sind faul und egoistisch. Du Hexe sollst mich sofort waschen." Der Pflegekraft S rutscht die Hand aus und gibt Frau U eine Ohrfeige.

Beispiel für mögliche Körperverletzung, Nötigung, Misshandlung von Schutzbefohlenen sowie Freiheitsberaubung:

Herr L ist dreimal täglich auf den ambulanten Pflegedienst angewiesen. Er lässt sich aber ungern waschen und ankleiden. Er schlägt und beißt das Pflegepersonal. Daraufhin verabreicht ihm das Pflegepersonal Psychopharmaka, um ihn ruhig zu stellen. Er selbst willigte nicht ein.

Beispiel für einen möglichen Betrug:

Die Pflegeperson XY kauft für den Pflegebedürftigen KL jede Woche Lebensmittel im Discounter ein. XY legt KL den Kassenbon vor, um somit die getätigten Einkäufe abzurechnen. In Wirklichkeit befinden sich auf dem Kassenbon auch private Einkäufe von XY. Diese werden durch KL mitfinanziert.

Wie man sieht können Aggressionen und Gewalt in der Pflege in unterschiedlicher Art und Weise auftreten. Es gibt demnach keine allgemeine Faustregel, um Gewalt in der Pflege zu vermeiden. Dennoch können Aggressionen und Gewalt reduziert und vermindert werden, wenn man weiß, wie die einzelnen Prozesse entstehen und ablaufen können. Im nachfolgenden Kapitel werden einige ausgewählte Interventionsmöglichkeiten zur Vermeidung von Aggression und Gewalt in der ambulanten Pflege näher vorgestellt.

5 Interventionsmöglichkeiten zur Vermeidung von Aggression und Gewalt in der ambulanten Pflege

5.1 Tipps für Mitarbeiter in der ambulanten Pflege

Aggressionen und Gewalt in prekären Situationen richtig einzuschätzen, ist nicht immer leicht. Gerade für die Mitarbeiter in der ambulanten Pflege ist es wichtig, dass im Vorfeld Prävention betrieben wird. Dies ist durch Supervision, Teamgespräche und durch ein professionelles Krisenmanagement möglich und sollte in regelmäßigen Abständen durchgeführt werden. Droht im Beruf eine Überlastung, dann sollte dies umgehend angesprochen werden. Ein klärendes Gespräch mit dem Pflegedienstleiter mit der Bitte um eine Neukoordinierung der eigenen Diensteinsätze kann dabei behilflich sein. Weiterhin sollten Tätigkeiten abgelehnt werden, für die man nicht ausreichend beruflich qualifiziert ist, damit eventuelle Behandlungsfehler nicht passieren.

Die Patientendokumentation ist das A und O in der ambulanten Pflege und sollte auch zum eigenen Schutz nicht vergessen oder vernachlässigt werden. Es sollten Wund-, Lagerungs-, Blutzucker- und Blutdruckprotokolle korrekt ausgefüllt werden. Ebenso wie Flüssigkeitsbilanzen und eine kontinuierliche Medikamentendokumentation. Unregelmäßigkeiten sollten hier stets mit einem Arzt besprochen werden.

Unangemessene Forderungen des Pflegebedürftigen sollten grundsätzlich immer verneint und abgelehnt werden. Als Mitarbeiter sollte man offen und ehrlich seine Gefühle ansprechen und mit dem Pflegebedürftigen über die eigene Betroffenheit reden. Sollte es zu verbalen oder zu tätlichen Angriffen kommen, dann sollte man den Raum verlassen, sich beruhigen und sich die Frage stellen, warum der Pflegebedürftige aggressiv reagierte oder handelte. Auch dieser Verhalt sollte möglichst in Teamgesprächen angesprochen werden und darüber beraten werden, wie man mit solch einer Situation umgeht.

Auch als Mitarbeiter in der ambulanten Pflege sollte man auf körperliche Hinweise, wie zum Beispiel Blutergüsse, Verbrennungen, Verletzungen oder Anzeichen einer Unterversorgung achten. Dies sollte umgehend gemeldet werden. Freiheitsentziehende Maßnahmen müssen nicht angewendet werden, auch zum eigenen Schutz. Mittlerweile werden viele Kurse angeboten, welche über die Vermeidung von Fixierungen, Bettgitter und Vorsatztischen aufklärt (vgl. Verbraucherzentrale Hamburg: 11-19).

Sollte man Zeuge von Aggression und Gewalt in der ambulanten Pflege werden, dann muss man umgehend umsichtig handeln und sich auf die eigene Intuition verlassen. Zunächst sollte man vorsichtig und mit Bedacht die pflegebedürftige Person ansprechen und nachfragen, wie diese die geschehene Situation wahrgenommen hat und bewertet. Vielleicht handelt es sich womöglich auch nur um ein Missverständnis. Falls es möglich sein sollte, sollte man umgehend das Gespräch mit einem Angehörigen suchen und ihn über die Situation aufklären und persönliche Eindrücke schildern. Gegebenenfalls sollte man als Zeuge auch das Gespräch mit der Pflegekraft suchen sowie der Pflegedienstleitung und diese direkt mit dem Vorfall konfrontieren.

Als weitere Option kann eine Benachrichtigung des Medizinischen Dienstes der Krankenkassen erfolgen. Diese kann anonym oder namentlich durchgeführt werden, jedoch immer in Schriftform. In einigen Kommunen gibt es auch Ordnungsbehörden, die für die Kontrolle von ambulanten Pflegediensten zuständig sind. Auch örtliche Beschwerdestellen, meist ansässig im Rathaus oder im Bürgeramt, können Beschwerden entgegen nehmen und diese weiterleiten. Falls das Vertrauen zwischen Pflegebedürftigen und ambulanten Pflegedienst nicht mehr gewährleistet ist, sollte man über einen sofortigen Wechsel des Anbieters nachdenken. Hier sollte die pflegebedürftige Person mit einbezogen werden.

Handelt es sich um eine offensichtliche körperliche Verletzung, wie zum Beispiel Biss-, Kratz- oder Schnittwunden, welche sichtlich erkennbar nicht durch ein Selbstverschulden entstanden sind, dann ist der Vorfall umgehend der ortsansässigen Polizei zu melden. Weiterhin sind Vorfälle der Polizei zu melden, wenn es sich um körperliche und psychische Schäden, wie zum Beispiel eine Misshandlung oder Vernachlässigung handelt, eine eindeutige Erpressung vorliegt, pflegebedürftige Personen verängstigt und eingeschüchtert werden und ein offensichtlicher Missbrauch von Medikamenten vorliegt.

Die Folgen einer eventuellen Gewalttat müssen immer dokumentiert und am besten auch fotografiert werden. Dies kann bei einer späteren Ahndung von Gewalttaten von Nutzen sein (vgl. Buhl 2011: 52-58).

5.3   Deeskalierende Verhaltensweisen

Kritische Situationen lassen sich in der ambulanten Pflege nicht vermeiden. Drohen jedoch gewaltsame Situationen können diese durch geeignete Deeskalationstechniken entschärft werden. Folgende Grundregeln und Verhaltensweisen sollten beachtet werden (vgl. Bärsch & Rohde 2013: 68-111):

- ✓ Ruhig bleiben und hastige Bewegungen möglichst vermeiden.
- ✓ Ausreichenden Abstand zum Aggressor halten und versuchen, seine Gefühle und Bedürfnisse wahrzunehmen.
- ✓ Aktiv zuhören. Langsam und ruhig sprechen. Keine Beleidigungen und Drohungen verwenden. Ihn mit Namen ansprechen.
- ✓ Dem Aggressor mit Respekt, Aufmerksamkeit und Empathie entgegen kommen.
- ✓ Nicht auf unnötige Diskussionen einlassen und nicht auf das eigene Recht bestehen.
- ✓ Versuchen, die angespannte Situation zu entspannen, indem man auf ein anderes Geschehen hin aufmerksam macht. <u>Beispiel:</u> *„Schauen Sie mal, was da gerade spannendes im TV läuft."*
- ✓ Wertfreie Begriffe verwenden, wie zum Beispiel: „aufgeregt, angespannt, ängstlich" anstelle von „aggressiv, beleidigend, unkontrolliert".
- ✓ Auf die eigene Körpersprache achten und innere Anspannung durch eine lockere Atmung und Muskelentspannung lösen.

Warnsignale sollten im Vorfeld durch das Pflegepersonal wahrgenommen werden, wie zum Beispiel Frustration, Angst oder die Lebensgeschichte des Pflegebedürftigen. Desto besser man einen Patienten kennt, umso besser kann man ihn einschätzen und womöglich Gewaltausbrüche vermeiden.

6   Fazit

Gewalt und Misshandlung in der Pflege sind bisweilen keine Tabuthemen mehr. Die Medien berichten immer mehr über Missstände in der stationären und ambulanten Pflege. Dennoch wird die Hilfe- und Pflegebedürftigkeit älterer Menschen ausgenutzt. Denn gerade wer bettlägerig ist und auf fremde Hilfe angewiesen ist, wird Opfer von Gewalt, denn diese Menschen haben nicht die Möglichkeiten, sich zu wehren oder auf Missstände aufmerksam zu machen. Probleme werden oder können gegenüber Dritten nicht angesprochen werden. Zumeist besteht das Problem auch darin, dass Vermutungen nicht ernst genommen werden und Hinweisen nicht nachgegangen wird.

Gerade in der häuslichen Pflege sind zwischenmenschliche Beziehungen unumgänglich. Emotionen bleiben hier nicht aus. Die Hilflosigkeit oder eine Überforderung für die Pflegepersonen kann auf Dauer für beide Seiten sehr belastend sein. Es kann zu verbalen, psychischen oder körperlichen Angriffen kommen. Diese anspruchsvolle Tätigkeit und die Verantwortung für einen Menschen zu übernehmen, erschwert die tägliche Arbeit. Schlechte Bezahlung, mangelnde Anerkennung und nicht ausreichendes Personal können diese Faktoren begünstigen. Aggression und Gewalt hat auch immer etwas mit Angst zu tun. Angst, weil man nicht weiß, wie man reagieren soll, wie man seine Arbeit in der vorgegeben Zeit schaffen soll, weil man stets überfordert und einfach müde ist.

Aggressives Verhalten ist dennoch keine Krankheit, sondern ein zwischenmenschliches Verhalten. Daher kann Pflege nicht ohne Gewalt stattfinden, denn Pflege findet in einem gesellschaftlichen Kontext statt und in dieser existieren nun mal Aggressionen und Gewalt. Aber man kann dieser Gewalt vorbeugen, indem man Alarmsignale rechtzeitig wahrnimmt, darüber redet und handelt. Wer nur schweigt und wegsieht, nimmt die Frühwarnzeichen nicht wahr und kann mit Aggression und Gewalt nicht lernen, umzugehen.

„Gewalt ist die Waffe des Schwachen." [Mahatma Gandhi]

Literaturverzeichnis

Bärsch, T., Rohde, M., 2013: Deeskalation in der Pflege. Gewaltprävention. Dees-
kalierende Kommunikation. SaFE- und Schutztechniken. BoD [Books on De-
mand].

Buhl, A., 2011: Pflege in der Familie. Gewalt beobachten und handeln. In: Müller-
Hergl, C., 2011: Gewalt und Vernachlässigung (Elder Abuse): Stand der Diskussion. Witten: Universität Witten/Herdecke.

Görgen, T., 2010: Sicherer Hafen oder gefahrvolle Zone? Kriminalitäts- und Gewalt-
erfahrungen im Leben alter Menschen. 1. Auflage. Frankfurt: Verlag für Poli-
zeiwissenschaft.

Görgen, T., 2011: Wo Gewalt in der Pflege vorkommt. In: Müller-Hergl, C., 2011:
Gewalt und Vernachlässigung (Elder Abuse): Stand der Diskussion. Witten:
Universität Witten/Herdecke.

Hirsch, R.D., 2014: Gewalt gegen pflegebedürftige alte Menschen in Institutionen:
Gegen das Schweigen. Berichte von Betroffenen. Bonn: Mabuse-Verlag.

König, J., 2004: Der MDK - Mit dem Gutachter eine Sprache sprechen. Alles über
die Einstufungspraktiken und Qualitätsprüfung nach § 80 SGB XI des Medizinischen Dienstes der Krankenkassen sowie anhängende Prozesse der Quali-
tätssicherung. 5., aktualisierte und erweiterte Auflage. Hannover: Schlütersche
Verlagsgesellschaft.

Nolting, H. P., 2002: Lernfall Aggression. Reinbeck: Rowohlt Taschenbuch.

Richter, D., Berger, K., 2000: Physische und psychische Folgen bei Mitarbeitern
nach einem Patientenübergriff. Eine prospektive Untersuchung in sechs psy-
chiatrischen Kliniken. Arbeitsmedizin. Sozialmedizin. Umweltmedizin. 35. 8.

**Schirmer, U., Mayer, M., Vaclav, J., Papenberg, W., Martin, V., Gaschler, F.,
Özköylü, S., 2009:** Prävention von Aggression und Gewalt in der Pflege.
Grundlagen und Praxis des Aggressionsmanagements für Psychiatrie und Ge-
rontopsychiatrie. 2., aktualisierte Auflage. Hannover: Schlütersche Verlagsgesellschaft.

Schneider, H.D., 2000: Empirische Untersuchungen zur Aggression im Alter. In: Hirsch, R.D., Bruder, J., Radebold, H.: Aggression im Alter. Bonn: Bonner Schriftenreihe „Gewalt im Alter". Band 7.

Statistisches Bundesamt, 2016: Pflegestatistik 2013. Pflege im Rahmen der Pflegeversicherung. Ländervergleich - Ambulante Pflegedienste unter: https://www.destatis.de/DE/ZahlenFakten/GesellschaftStaat/Gesundheit/Pflege/Pflege.html [Stand: 19.09.2016].

Verbraucherzentrale Hamburg, 2012: Pflege zuhause - Schutz vor Gewalt, Betrug und Pflegefehlern unter: http://www.vzhh.de/gesundheit/30232/pflege-zu-hause.aspx [Stand: 21.08.2016].

World Health Organization, 2011: European report on preventing elder maltreatment unter: http://apps.who.int/iris/handle/10665/107293 [Stand: 18.09.2016].

Zillmann, D., 1979: Hostility and aggression. Hillsdale, NJ: Lawrence Erlbaum.